DES

ALIÉNÉS DANGEREUX

AU POINT DE VUE

LÉGAL ET ADMINISTRATIF

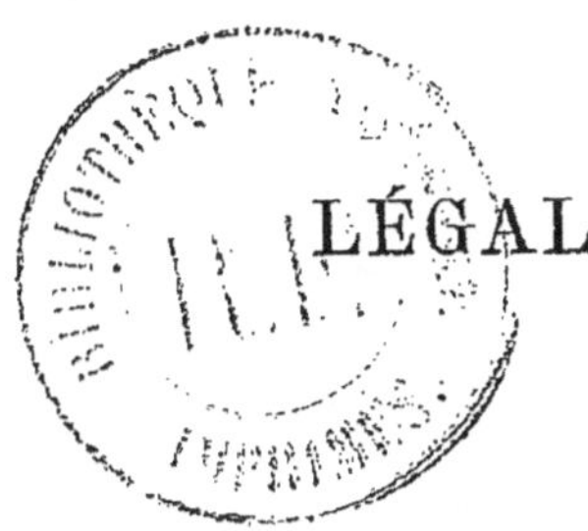

PAR LE

Docteur E. PICARD

Directeur-propriétaire
de la Maison de santé de la Malgrange, près Nancy
Ancien interne de l'Asile public d'aliénés de La Charité-sur-Loire
Membre-fondateur de la Société des conférences anatomiques de Lyon
Membre correspondant de la Société médicale d'émulation
de Montpellier
Membre titulaire de la Société de médecine de Nancy
Membre correspondant de la Société médico-psychologique
de Paris, etc.

NANCY

IMPRIMERIE NANCÉIENNE, 1, RUE DE LA PÉPINIÈRE

—

1879

DES
ALIÉNÉS DANGEREUX

AU POINT DE VUE

LÉGAL ET ADMINISTRATIF

PAR LE

Docteur E. PICARD

Directeur-propriétaire
de la Maison de santé de la Malgrange, près Nancy
Ancien interne de l'Asile public d'aliénés de La Charité-sur-Loire
Membre-fondateur de la Société des conférences anatomiques de Lyon
Membre correspondant de la Société médicale d'émulation
de Montpellier
Membre titulaire de la Société de médecine de Nancy
Membre correspondant de la Société médico-psychologique
de Paris, etc.

NANCY

IMPRIMERIE NANCÉIENNE, 1, RUE DE LA PÉPINIÈRE

1879

AVANT-PROPOS

Une question assez importante s'est élevée dans ces dernières années, au sujet de la distinction des aliénés en dangereux et non-dangereux, surtout au point de vue de l'opportunité ou de la non-opportunité du placement des malades dans les établissements spéciaux, de leur sortie ou de la prolongation de leur séjour.

Dans un exposé succint et rapide, nous allons essayer d'éclairer la question et de donner aux médecins qui n'ont pas vécu avec les aliénés des indications utiles pour le placement des malades.

Nous espérons que l'on voudra bien prendre en considération l'expérience que nous avons pu acquérir pendant cinq années d'internat dans un asile d'aliénés, et ensuite comme médecin en chef d'un asile privé.

Nous devons aussi beaucoup, dans ce modeste travail, aux saines doctrines et aux excellents préceptes de notre vénéré maître BONNET, médecin-directeur de l'asile de La Charité-sur-Loire, enlevé, après une longue carrière, à ses amis et à la science.

DES

ALIÉNÉS DANGEREUX

AU POINT DE VUE

LÉGAL ET ADMINISTRATIF

Entre les aliénés dangereux et non-dangereux, au point de vue purement scientifique, il n'y a pas de limite rigoureuse possible.

Tout aliéné peut être considéré comme dangereux ou pouvant le devenir. Tel aliéné n'est jamais nécessairement dangereux pour toujours, tel autre ne peut être considéré comme devant rester toujours inoffensif. Qui peut calculer à l'avance les mouvements violents et tumultueux, et souvent si brusques, si inopinés, qui peuvent se passer dans une tête humaine, dans le cours d'une existence, sous l'influence des impulsions variées du dedans et des circonstances plus variées du dehors?

Dès lors qu'un individu est aliéné, il est, par ce seul fait, irresponsable et sujet à tous les entraînements plus ou moins irrésistibles de la maladie, dont nul ne peut calculer la violence et l'intensité, surtout en tenant compte des circonstances extérieures impossibles à prévoir.

On devrait donc poser en fait et admettre de droit que tout aliéné, par cela même qu'il est aliéné et privé de sa liberté morale, *est dangereux ou peut le devenir ;* qu'il doit donc être maintenu dans un asile ou soumis dans sa famille à une surveillance continuelle ; qu'il peut, d'un instant à l'autre, commettre un acte violent, compromettant la sécurité des personnes, la sienne propre, celle des propriétés, ou l'ordre public. Voilà qui est exact scientifiquement ; au point de vue administratif et légal, il s'agit non de certitude absolue, mais de simples probabilités ou de fortes présomptions.

Il faut répondre aux exigences de la loi de 1838, qui demande au médecin, avant de séquestrer un aliéné, s'il est ou non dangereux, si oui ou non il est curable ; ce sont là les deux questions sans cesse posées, l'une dans l'intérêt de la sécurité, l'autre dans celui de l'économie.

De même pour les aliénés existant dans les

asiles : s'ils sont considérés tous comme dangereux, il faut les garder tous ; s'ils sont jugés
inoffensifs, on peut légitimement se demander si
on ne peut pas les rendre à leur famille ou à leur
libre arbitre, soit définitivement, soit comme
essai.

Sans doute, on ne peut établir des règles générales, on ne peut rien affirmer *a priori*, en par-
tant de ce que le malade appartient à telle ou
telle catégorie, à telle ou telle période de la
maladie mentale, il faut un examen *direct et
individuel* qui ne conduit après tout qu'à des
degrés de probabilité.

Traçons des règles générales pour cet examen.

Mais d'abord, 1° qu'entend-on par aliéné dangereux? 2° quelle autorité doit prononcer sur ce
danger?

Un aliéné est dangereux : 1° quand il menace
la vie d'autrui ou la sienne ; 2° la propriété ;
3° l'honneur ; 4° l'ordre public.

Ainsi, toute tendance au vol, à l'incendie, tout
acte, toute tentative, tout langage qui trouble la
tranquillité, le bien-être des siens ou des autres,
tout acte, paroles, manifestation quelconque qua-
lifiés crime ou délit par la loi, devient, aux yeux
de la loi, le fait d'un aliéné dangereux.

Notez ici qu'on peut tolérer bien des choses dans une campagne, dans une petite localité, qu'on ne peut souffrir dans une grande ville où le désordre est contagieux, une des causes qui font que les grandes villes fournissent beaucoup plus de séquestrés.

Autre difficulté : moyens de constater le danger d'une manière sérieuse. Si l'on acceptait l'opinion la plus généralement admise aujourd'hui, rien de plus facile : tout aliéné imbécile ou idiot est dangereux, parce qu'il peut, à un moment donné, se livrer à un acte violent ou nuisible à l'ordre.

Mais, suivant la loi que l'opinion publique et la pratique administrative ont admise, il est des aliénés réellement dangereux, tandis qu'il en est d'autres qu'on peut, sans inconvénient, laisser dans la société, dans leur famille, jusqu'à ce que des actes établissent un danger sérieux.

Ici, la difficulté est grande ; comment distinguer ces deux catégories d'aliénés dans la pratique? qui sera juge du danger et du degré de danger?

Le médecin, sans doute plus que tout autre, et ici mieux vaut pécher par excès de prudence que par excès de confiance.

Reprenons maintenant les diverses catégories au point de vue du danger.

L'aliéné ne passe pas immédiatement de la pensée à l'action. Dans l'état maladif comme dans l'état sain, la pensée est souvent séparée par un grand intervalle de l'acte ; ici, deux classes : les uns réfléchissent beaucoup et agissent peu ; chez les autres, l'exécution suit de près la conception de l'idée.

Or, les aliénés sont presque tous de la première catégorie ; ils pensent beaucoup, mais agissent peu ; de plus, leurs actes sont rarement d'accord avec leurs pensées et leurs paroles ; les idées qui les poussent à l'action datent souvent de plusieurs années, c'est après avoir longuement *ruminé*, qu'à la suite d'une circonstance accidentelle ou d'une cause occasionnelle, l'idée restée longtemps à l'état de conception vague, passe tout à coup à l'action.

Souvent, c'est plutôt sous l'influence d'une excitation interne, d'un paroxysme que par suite d'une circonstance accidentelle externe que l'acte a lieu. Les aliénés sont des rêveurs, ils vivent en eux-mêmes, tournent et retournent les mêmes pensées, sans les exploiter pourtant dans le sens de leur délire : la mémoire leur rappelle les faits passés, et les faits présents, même les plus insignifiants, sont *travaillés* par leur délire ; l'aliéné s'isole, se concentre en lui-même, devient rêveur, égoïste.

Pour le passage de la pensée à l'acte, il faut trois choses : 1° caractère antérieur du malade, actif, résolu, décidé, violent, prompt à agir ; 2° une certaine dose d'excitation ou un paroxysme remplaçant l'état passif habituel ; 3° que les idées aient été longtemps ruminées, ou, au contraire, qu'il soit entraîné par une impulsion irrésistible et non réfléchie.

La plupart des actes violents des aliénés se produisent souvent avant que l'aliénation ait été reconnue par les gens inexpérimentés. Le passage à l'acte est un signe d'acuité dans les maladies mentales.

Des séries d'idées jusque là méconnues, des dispositions sentimentales nouvelles ou des impulsions instinctives surgissent chez un aliéné qui reste longtemps indécis, tiraillé entre ces entraînements divers ; il est surpris, il s'étonne, s'inquiète de cette métamorphose, lutte, triomphe d'abord, puis tantôt résiste, tantôt cède ; il a peur de devenir fou, enfin il cède, et de spectateur du drame qui se déroule dans sa tête, il devient acteur, passe à l'action, sa raison a sombré ; ses conceptions délirantes ne lui laissent plus de doute, ses sentiments, ses impulsions l'emportent, la réflexion ne le contrôle plus ; il accomplit les actes les plus violents.

C'est dans la période aiguë des maladies mentales que les actes les plus dangereux sont accomplis, donc *séquestration immédiate*. Plus tard, ces malades à l'état chronique deviennent rêveurs, contemplatifs, quelquefois sans idées, sans sentiments, sans impulsions, alors plus de danger, à moins d'un paroxysme ou retour à l'état aigu.

Jetons maintenant un coup d'œil rapide sur les différentes classes d'aliénation.

ÉPILEPTIQUES : Sont dangereux, étant naturellement querelleurs, emportés, sournois, mais il y a des exceptions. L'accès passé, beaucoup sont inoffensifs ; plusieurs, à la suite de l'accès, sont stupides, se jettent partout, frappent sans merci, se précipitent ne sachant où ils vont, peuvent se jeter à l'eau ; dans l'épilepsie larvée, le danger est plus grand, le trouble moral est en raison inverse du trouble physique.

ALCOOLIQUES : Guérissent vite, retombent de même et les accès se ressemblent. Important à noter : le caractère, les tendances au vol, à l'homicide, au suicide, à la jalousie ; dans ce cas, se tenir en garde en cas de sortie. S'ils reboivent, même tendance.

MANIAQUES (Délire général avec excitation) : Moins dangereux souvent que les délirants partiels ; dans le délire concentré et dissimulé, combien concertent avec finesse et attendent le moment d'agir, et combien, en silence, combinent des plans déplorables.

Le maniaque ne fait souvent que crier, parler avec volubilité, mais sans faire de mal à personne. Les plus dangereux sont ceux qu'on soupçonne le moins de l'être et qui, à première vue, paraissent inoffensifs.

DÉLIRE PARTIEL, DÉLIRE DES PERSÉCUTIONS : Forme des plus fréquentes et des plus entraînantes à des actes violents contre leurs prétendus persécuteurs.

Pour préciser le degré de danger des aliénés, tenir compte :

1° *Du caractère antérieur du malade (anamnestiques)*. Si le malade, avant sa folie, était ardent, coléreux, prompt aux coups, il conservera ces dispositions mutines dans sa folie, *grand danger*. Au contraire, un caractère doux et patient offrira une moins grande somme de danger dans l'état de perversion mentale ;

2° *La personnification du délire*. Tant que le délire des persécutions est vague, sans accusation contre personne en particulier, sans motifs allégués de leurs tortures (ils sont tourmentés de mille manières, mais accusent tout le monde, *on m'a fait ceci*). Ceux-là sont beaucoup moins dangereux, ils n'en veulent à personne en particulier (cette catégorie est nombreuse). D'autres arrivent à fixer l'objet de leur délire, à trouver des motifs de persécution et un persécuteur, alors l'aliéné le poursuit, de persécuté qu'il était il devient persécuteur, *grand danger* ;

3° *Des hallucinations de l'ouïe très fréquentes dans la deuxième période du délire partiel*. Les *interprétations délirantes* du début sont transformées en *voix* venant du dehors ; ceci donne aux conceptions délirantes la vivacité et le caractère incontestable d'une sensation réelle, et les pousse continuellement à l'action.

Se tenir en garde contre les apparences de raison. L'aliéné *non écouté*, repris, bafoué, douché, ne dit plus rien, dissimule ses idées, ses hallucinations, mais sans y renoncer, *très-dange-reux*; alors, il peut éclater d'un instant à l'autre, quand on le croit revenu à la raison.

L'aliénation partielle *dépressive* ou *expansive* peut se diviser en deux catégories principales : les uns, dominés par des idées fixes quelconques, sont des rêveurs concentrant leurs idées en eux-mêmes et peu disposés à les réaliser en *actes*; il y en a beaucoup de tels dans le monde. Les autres ont besoin de se communiquer, d'agir ; ils accusent, menacent, injurient, frappent les gens dont ils ont à se plaindre ; ils veulent faire partager leurs rêveries, écrivent, impriment, adressent des réclamations ; ils sont *dangereux* ou *non* selon l'objet de leur délire.

Tenir grand compte des alternances, des périodes calmes et des périodes paroxystiques. Ces paroxysmes diminuent de fréquence et de violence avec le temps.

Paralysie générale : Dangereux dans les deux premières périodes ; comme l'a fort bien prouvé M. le docteur Christian, médecin en chef de l'Asile de Maréville, la paralysie générale des aliénés n'est pas une affection de nature paralytique, le malade conserve la *volonté* de contracter ses muscles et la *possibilité* de les contracter avec force. Le mot ataxie répondrait beaucoup mieux à la situation.

ALIÉNATIONS CHRONIQUES A DÉLIRE SYSTÉMA-TISÉ, TENDANT PLUS OU MOINS A LA DÉMENCE : Immense majorité dans la population des asiles ; *sont les moins dangereux*, excepté ceux qui ont des alternatives d'acuité ; leur délire est stéréo-typé, ils présentent constamment le même carac-tère dans leurs discours comme dans leurs actes, ils répètent à tout venant les mêmes idées dans les mêmes termes ; ils sont aussi uniformes dans leur conduite, ils adoptent certaines *scies*, cer-taines attitudes, renouvellent les mêmes actes et redisent les mêmes discours ; les uns tournent en cercle, d'autres se promènent de long en large dans le même endroit. Ceux-ci parlent seuls, ceux-là gesticulent toujours de la même manière. Ces malades sont des *bêtes d'habitudes* qui se plai-sent au travail, à la discipline ; *beaucoup pour-raient être renvoyés comme inoffensifs*, mais *retenir les paroxystiques*.

ALIÉNÉS RAISONNANTS : *Les plus essentiellement dangereux ;* inventions mensongères, calomnies infâmes, dénonciations horribles, actes obscènes, menaces, actes de violence vis-à-vis de ceux qu'ils poursuivent de leur haine ou de leurs sentiments pervers ou monstrueux.

IDIOTS : Ont souvent de mauvais instincts, sont violents, frappeurs, voleurs, mendiants, lubriques et souvent obscènes ; ils peuvent servir d'instruments à de méchantes gens, leur servir pour leurs passions ; d'autres peuvent être victimes d'accidents qu'ils ne prévoient pas.

Les idiots nés de parents *alcooliques*, *hystériques* ou *épileptiques* sont vicieux, lubriques, voleurs, méchants, etc. (Morel).